BEI GRIN MACHT SICH IHR WISSEN BEZAHLT

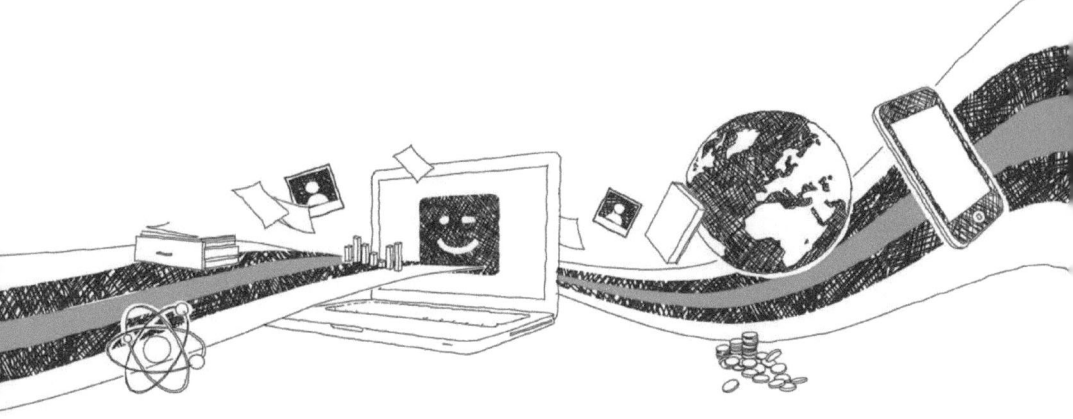

- Wir veröffentlichen Ihre Hausarbeit,
  Bachelor- und Masterarbeit

- Ihr eigenes eBook und Buch -
  weltweit in allen wichtigen Shops

- Verdienen Sie an jedem Verkauf

**Jetzt bei www.GRIN.com hochladen
und kostenlos publizieren**

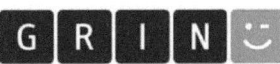

Bibliografische Information der Deutschen Nationalbibliothek:

Die Deutsche Bibliothek verzeichnet diese Publikation in der Deutschen National-
bibliografie; detaillierte bibliografische Daten sind im Internet über http://dnb.d-
nb.de/ abrufbar.

Impressum:

Copyright © 2011 GRIN Verlag
Druck und Bindung: Books on Demand GmbH, Norderstedt Germany
ISBN: 9783640988884

Dieses Buch bei GRIN:

https://www.grin.com/document/177286

Arne Warth

Konzentrationsprozesse im Gesundheitswesen: Auswirkungen auf Leistungserbringer unter besonderer Berücksichtigung von Skalen- und Verbundeffekten

GRIN Verlag

GRIN - Your knowledge has value

Der GRIN Verlag publiziert seit 1998 wissenschaftliche Arbeiten von Studenten, Hochschullehrern und anderen Akademikern als eBook und gedrucktes Buch. Die Verlagswebsite www.grin.com ist die ideale Plattform zur Veröffentlichung von Hausarbeiten, Abschlussarbeiten, wissenschaftlichen Aufsätzen, Dissertationen und Fachbüchern.

Besuchen Sie uns im Internet:

http://www.grin.com/

http://www.facebook.com/grincom

http://www.twitter.com/grin_com

Konzentrationsprozesse im Gesundheitswesen: Auswirkungen auf Leistungserbringer unter besonderer Berücksichtigung von Skalen- und Verbundeffekten.

2

Inhaltsverzeichnis

1. **Einleitung**   Seite 4

2. **Theoretische Grundlagen und Begriffsdefinitionen**   Seite 5
   2.1 Skalen- und Verbundeffekte   Seite 5
   2.2 Effizienz und Effektivität im Gesundheitswesen   Seite 6
   2.3 Wirtschaftswissenschaftliche Wachstumstheorien   Seite 7
   2.3.1 Die endogene Wachstumstheorie   Seite 8

3. **Vor- und Nachteile von Konzentrationsprozessen im**
   Gesundheitswesen und Bedingungen für Wachstum
   auf Basis endogener Wachstumstheorien   Seite 9
   3.1 Vorteile von Konzentrationsprozessen   Seite 10
   3.2 Nachteile von Konzentrationsprozessen   Seite 12
   3.3 Randbedingungen für Wachstum im Gesundheitssystem auf der Basis endogener Wachstumstheorien   Seite 13

4. **Quo vadis? – Eine prognostische Einschätzung der**
   zukünftigen Entwicklungen von Konzentrations-
   prozessen im Gesundheitswesen   Seite 16

5. **Zusammenfassung**   Seite 21

6. **Literaturverzeichnis**   Seite 23

Abkürzungsverzeichnis

BIP	Bruttoinlandsprodukt
DMP	Disease-Management-Programm
GKV	Gesetzliche Krankenversicherung
MVZ	Medizinisches Versorgungszentrum
OECD	Organisation for Economic Co-operation and Development

1. Einleitung

Der zunehmende Wettbewerbs- und Kostendruck im deutschen Gesundheitssystem in einem Umfeld stetiger politischer Regulierung [1,2] führt sowohl im Bereich der Akutkrankenhäuser als auch im Bereich der vertragsärztlichen Versorgung zu Entwicklungen, welche auf Konzentrationsprozesse im Bereich der Leistungserbringer von Gesundheitsleistungen hindeuten. Bereits mit dem GKV-Reformgesetz (1999), in der weiteren Folge aber auch durch die Einführung von Disease-Management-Programmen (DMP; 2002), die Flexibilisierung der Rahmenbedingungen zur Zulassung und zur kooperativen Zusammenarbeit (VändG; 2007), oder aber durch das GKV-Wettbewerbsstärkungsgesetz (in Kraft ab 2007) mit Ausweitung der Möglichkeiten zum Abschluss von Direktverträgen mit Krankenkassen und Öffnung der Krankenhäuser für spezielle ambulante Versorgungsmaßnahmen hat der Gesetzgeber die Vernetzung der Leistungserbringer im Gesundheitswesen mit kollektivvertraglicher Gestaltung von integrierten Versorgungsmaßnahmen eingeleitet. Diese Entwicklung wurde von vielen ambulanten Leistungserbringern dazu genutzt, sich in Form von medizinischen Versorgungszentren (MVZ) oder Ärztezentren zu organisieren. Auch bisher eigenständige Krankenhäuser organisieren sich zunehmend als Klinikgruppen [3]. Parallel zu diesen Entwicklungen ist in Krankenhäusern eine höhere Leistungsdichte zu verzeichnen [4,5]. Auch bei anderen Akteuren im Gesundheitswesen, wie z.B. den Krankenkassen, sind Konzentrationsprozesse nachweisbar [6,7]. Wettbewerbliche Vorteile von Konzentrationsprozessen werden dabei u. a. in einer Stärkung der Marktstellung, der Nutzung der Kostendegression sowie der Teilhabe am technischen Fortschritt gesehen.

In der vorliegenden Arbeit sollen Vor- und Nachteile von Konzentrationsprozessen von Leistungserbringern im Gesundheitswesen am Beispiel eines Krankenhauses der Maximalversorgung analysiert werden. Ein

[1] Vgl. Warth, A., 2009
[2] Vgl. Warth, A., 2010a
[3] Vgl. N.N., 2007
[4] Vgl. Klauber, J. / Geraedts, M. / Friedrich, J., 2010
[5] Vgl. N.N., 2001
[6] Vgl. Lauterbach, K. W. / Stock, S. / Brunner, H., 2006. S. 159ff.
[7] Vgl. N. N., 2010

Schwerpunkt liegt hierbei insbesondere in der Auswirkung auf Skalen- und Verbundeffekte. Auf Basis der durchgeführten Analysen erfolgt abschließend eine prognostische Einschätzung bzw. Projektion, wie sich die Akteure innerhalb des Gesundheitssektors zukünftig hinsichtlich weiterer Konzentrationsprozesse verhalten werden.

2. Theoretische Grundlagen und Begriffsdefinitionen

Im folgenden Abschnitt werden die für das Verständnis des Anwendungs- und Diskussionsteils notwendigen Begriffe näher definiert.

2.1 Skalen- und Verbundeffekte

Der Begriff des Skaleneffekts (engl.: economies of scale) leitet sich von der Produktionstheorie innerhalb der Betriebswirtschaftslehre sowie der Mikroökonomie her. Er beschreibt die Abhängigkeit der Produktionsmenge von der Menge der eingesetzten Produktionsfaktoren. Unterschieden werden weiter konstante, positive und negative Skaleneffekte. Konstante Skaleneffekte beschreiben die Situation, in welcher die Steigerung der Einsatzfaktoren eine Steigerung der Produktionsmenge um den gleichen Faktor zur Folge hat. Bei positiven Skaleneffekten (Skalenelastizität >1) steigt die Produktionsmenge verhältnismäßig stärker an als die eingesetzten Faktoren. Analog handelt es sich um negative Skaleneffekte (Skalenelastizität <1), wenn bei steigendem Faktoreneinsatz keine Ertragssteigerung um den gleichen Faktor möglich ist. Unter wirtschaftlichen Gesichtspunkten ist somit insbesondere ein positiver Skaleneffekt wünschenswert, wobei in der Regel bei einer Steigerung der Produktionsmenge die Grenzkosten (Kosten der letzten hergestellten Einheit) sinken. Ein unbegrenzt steigender Skaleneffekt in Betrieben ist theoretisch denkbar, führt jedoch praktisch dazu, dass kein Betrieb mehr seine Herstellkosten decken kann. Ursachen positiver Skaleneffekte liegen im effektiven Ersatz menschlicher Arbeitskräfte, z. B. durch Automatisierung, Arbeitsteilung bei komplexen Abläufen, sinkenden Durchschnittskosten, der

Nutzung größerer und effektiverer Produktionsmittel, der Verwendung normierter Teile, aber auch in einer zu erwartenden Lernkurve.

Von den Skaleneffekten ist der Begriff der Verbundeffekte (engl.: economies of scope) abzugrenzen, welcher Vorteile beschreibt, die sich durch die Breite und/oder die Tiefe der Produktion ergeben. Ein Beispiel für Verbundeffekte wäre z. B. ein Autohersteller, welcher neben einem Kombi für Familien noch einen Sportwagen und einen Geländewagen herstellt. Durch die Verbreiterung der Produktpalette lassen sich bei gemeinsamer Nutzung von Produktionsfaktoren Kostenvorteile realisieren bzw. der Output und damit letztlich der Gewinn bei konstanten Kosten erhöhen. Prinzipiell werden Bündelungseffekte und Verkettungseffekte unterschieden. Der Bündelungseffekt beschreibt eine horizontale Bündelung von Produktsegmenten, also eine Erhöhung der Leistungsbreite. Verkettungseffekte hingegen beschreiben eine vertikale Verkettung von Wertschöpfungsstufen, also eine Erhöhung der Leistungstiefe. Positive Verbundeffekte ergeben sich demnach, wenn die Gesamtkosten einer Produktion eines kompletten Produktprogramms niedriger ausfallen, als die Summe der Produktionskosten der einzelnen Produkte bei getrennter Herstellung

2.2 Effizienz und Effektivität im Gesundheitswesen

Bei der Betrachtung von Skalen- und Verbundeffekten sind ökonomische Aspekte von hoher Bedeutung. Diese gehen in der Regel mit der Etablierung effektiver und effizienter Strukturen und Prozesse einher. Da jedoch die Bedingungen der freien Marktwirtschaft nicht ohne Weiteres auf das Gesundheitssystem übertragen werden können und insbesondere auch eine Kommerzialisierung von Gesundheitsleistungen vermieden werden muss [8], sollen die Begriffe Effizienz und Effektivität bzw. ihre Bedeutung innerhalb des Gesundheitswesen zunächst näher beleuchtet werden.

Allgemein betrachtet ist Effizienz ein Maß für ein Ergebnis unter Berücksichtigung der eingesetzten Mittel. Es bedeutet demnach für die Praxis, die Dinge richtig zu tun.

---

[8] Vgl. Warth, A., 2009

Diese allgemeine Definition erfordert in Bezug auf ein Krankenhaus jedoch eine präzisere Betrachtung. Mit Ergebnis kann hier alleine die Wirtschaftlichkeit (Kosten-Nutzen-Relation) des Krankenhauses gemeint sein, also das Ergebnis zwischen der Größe der erbrachten Versorgungsleistungen und der Größe des entsprechenden Aufwandes. Die rein ökonomische Betrachtungsweise von Effizienz wird aber der eigentlichen Aufgabe eines Krankenhauses nur unzureichend gerecht. Aus Sicht der Patienten sollte beim Mitteleinsatz durch das Krankenhaus als Ergebnis eine verbesserte Gesundheit resultieren. Die Wirtschaftlichkeit ist für den Patienten dabei sekundär. Die Maxime bezüglich Effizienz in einem Krankenhaus wäre demnach eine qualitativ hochwertige Gesundheitsleistung mit minimalem eigenem Mitteleinsatz. Da dieser Ansatz in Reinform nicht praktikabel ist, muss in der Realität eine Mischform im Sinne des Pareto-Optimums angestrebt werden.

Effektivität bezeichnet das Verhältnis zwischen erreichtem Ziel und definiertem Ziel, oder in der Praxis, die richtigen Dinge zu tun. Das Kriterium für das Vorhandensein von Effektivität stellt dabei das Ausmaß dar, in welchem die beabsichtigten Wirkungen erreicht werden. Übertragen auf ein Krankenhaus kann Effektivität analog zur Effizienz aus verschiedenen Blickwinkeln betrachtet werden. Für die Träger und Betreiber eines Krankenhauses können Ziele z.B. monetärer Art oder auch fachlicher Art in Form einer qualitativ hochwertigen Versorgung von Patienten sein. Von Seiten der Patienten wird das definierte Ziel durch die Gesundheitsleistungen des Krankenhauses in der Regel der maximal zu erreichende Gesundheitszustand sein. Auch bezüglich der Effektivität ist in der Realität somit vom Einpendeln auf ein Pareto-Optimum auszugehen, welches sowohl mit den Zielen und Interessen des Krankenhauses und seiner Mitarbeiter als auch mit den Zielen und Vorstellungen der Patienten kompatibel ist.

2.3 Wirtschaftswissenschaftliche Wachstumstheorien

Konzentrationsprozesse im Gesundheitswesen gehen unter der Vorraussetzung stabiler Patientenzahlen zwangsläufig mit dem Wachstum einzelner großer auf Kosten kleinerer Versorgungseinheiten einher. Zur prognostischen Einordnung der zukünftigen Entwicklung lohnt daher neben einer Analyse der bisherigen Entwicklungen [9] möglicherweise die Integration wirtschaftswissenschaftlicher Wachstumstheorien [10]. Naturgemäß kann dieser Komplex im Rahmen der hier vorliegenden Arbeit nur skizziert werden. Der Fokus soll hierbei auf wirtschaftswissenschaftlichen Aspekten liegen. Soziologische, politologische und kulturelle Betrachtungen müssen trotz ihrer unbestrittenen Relevanz für das wirtschaftliche Wachstum ausgeklammert werden, insofern kann kein Anspruch auf eine vollständige Integration aller Aspekte wirtschaftlichen Wachstums erhoben werden.

Grundannahmen von wirtschaftlichen Wachstumstheorien ist in der Regel das Volkseinkommen, aufgrund von statistischen Erfassungsproblemen wird jedoch meist das Bruttoinlandsprodukt (BIP) verwendet. Für eine spezifische Betrachtung des Gesundheitswesens bietet sich das BIP prinzipiell ebenfalls an, da in den letzten Jahren relativ konstant etwa 10-11% des BIP in Deutschland für Gesundheit ausgegeben wurden und somit eine gewisse Bezugsgröße gegeben ist. Prinzipiell steigen die Kosten für Gesundheit in Deutschland allerdings stärker an als das BIP [11].

2.3.1 Die endogene Wachstumstheorie

Initial entwickelte, so genannte neoklassische Wachstumstheorien, weisen einige Erklärungslücken auf. Wachstumsprozesse werden hierbei auf der Basis einer Akkumulation von Sachkapital erklärt, welche sich an das exogen vorgegebene Arbeitskräftewachstum anpasst. „Wachstumsgleichgewichte entsprechen dabei Situationen, in denen alle Pro-Kopf-Variablen mit der gleichen Rate wachsen. Ohne zusätzliche Annahmen ist dies nur mit einer gemeinsamen Wachstumsrate von null vereinbar" [12].

Endogene Wachstumstheorien hingegen versuchen, dauerhaftes Wachstum der Pro-Kopf-Einkommen nicht durch Rückgriffe auf exogene Faktoren, sondern aus dem Modell heraus, also endogen, zu erklären. Hierbei gibt es sowohl

---

[9] Vgl. Klauber, J. / Geraedts, M. / Friedrich, J., 2010
[10] Vgl. Frenkel, M. / Hemmer, H.-R., 1999
[11] Vgl. Lauterbach, K. W. / Stock, S. / Brunner, H., 2006. S. 14ff.
[12] Frenkel, M. / Hemmer, H.-R., 1999. S. 173

Modellklassen die versuchen zu begründen, warum es selbst ohne technischen Fortschritt nicht zu einer Reduktion des Grenzprodukts des Kapitals kommt, als auch solche, welche den technischen Fortschritt endogenisieren [13].

Schlussfolgerungen für Wachstumsprozesse innerhalb des Gesundheitssystems auf Basis endogener Wachstumstheorien bieten sich nicht zuletzt deshalb an, da in diesen Modellen Innovationen als Motor des Wachstums betont werden, d.h. neu erfundene Kapitalgüter führen zu einer Erhöhung der Produktivität. Innovationen im Gesundheitswesen sind zwar einerseits Kostenfaktoren, resultieren jedoch andererseits in volkswirtschaftlichen Einsparungen in Milliardenhöhe [14]. Weiter erklären endogene Wachstumstheorien Wachstum durch die Bildung von Humankapital [15], zweifellos ein gewichtiger Faktor in medizinischen Versorgungseinrichtungen.

3. Vor- und Nachteile von Konzentrationsprozessen im Gesundheitswesen und Bedingungen für Wachstum auf Basis endogener Wachstumstheorien

Zusammenschlüsse zu Verbünden sind kein Spezifikum von Wirtschaftsunternehmen, sondern seit Jahrmillionen ein entscheidender Erfolgsfaktor der Evolution. Die Bildung von Herden, Rudeln, Stämmen, Schwärmen und nicht zuletzt Nationen oder nationenübergreifenden Allianzen bietet dem einzelnen Individuum Schutz und ermöglich z. B. Jagderfolge, welche alleine nicht realisierbar wären. Innerhalb des gesicherten Lebensraumes ist so Vermehrung und Wachstum in einer Dimension möglich, die Einzelgänger nie erreichen können. Gleichzeitig erfordern solche Zusammenschlüsse aber auch Fähigkeiten eines jeden Einzelnen, welche im weitesten Sinne unter Koordination und Integration zu subsummieren sind. Man denke hier z. B. an die Komplexe Organisationsstruktur eines Ameisen- oder Termitenstaates oder aber auch an das synchrone Verhalten eines Makrelenschwarmes, wenn dieser von größeren Raubfischen angegriffen wird.

---

[13] Vgl. Frenkel, M. / Hemmer, H.-R., 1999. S. 173ff.
[14] Vgl. Henke, K.-D. / Troppens, S. / Braeseke, G. / Dreher, B. / Merda, M., 2011
[15] Vgl. Frenkel, M. / Hemmer, H.-R., 1999. S. 305

Die Evolution belegt eindeutig, dass Zusammenschlüsse Vorteile bieten, welche die entstehenden Nachteile in der Regel stark überwiegen. Da es jedoch auch Einzelgänger gibt, z. B. Eisbären oder Haie, welche seit Millionen von Jahren erfolgreich auf diesem Planeten leben, kann dies nicht zwingend für jedes Individuum und jede Situation bzw. Umweltbedingung angenommen werden. Im Folgenden sollen die Vor- und Nachteile von Konzentrationsprozessen im Gesundheitswesen am Beispiel eines Krankenhauses der Maximalversorgung näher analysiert werden.

3.1 Vorteile von Konzentrationsprozessen

Ein Krankenhaus der Maximalversorgung ist bereits ein relativ großes und umfassendes Konstrukt, da sämtliche bzw. zumindest alle größeren Disziplinen vertreten sind. In der Peripherie dieser Versorgungszentren befinden sich in der Regel mehrere kleinere Krankenhäuser der Grund- und Regelversorgung sowie Ärztezentren und niedergelassene Ärzte. Daneben gibt es weitere Disziplinen wie z. B. die Orthopädietechnik oder die Krankengymnastik, welche mit dem Krankenhaus u. U. eine vertragliche Beziehung haben. Im Umfeld des Krankenhauses existieren zudem zahlreiche kleinere Betriebe wie z. B. Frisöre, Blumenläden, Bestatter, Rehabilitationseinrichtungen, Altenheime, Zulieferer von Lebensmitteln, Medikamenten etc. oder auch Reinigungsunternehmen. Für das Krankenhaus besteht also potentiell die Möglichkeit, neben dem Zusammenschluss mit kleineren Versorgungseinrichtungen in der Peripherie (Abbildung 1), auch Geschäftsbereiche im Krankenhausumfeld einzubinden, oder aber auch ein gezieltes Outsourcing unwirtschaftlicher Bereiche, z. B. von täglichen Reinigungsleistungen im Krankenhaus, zu betreiben. Über Outsourcing ist es zudem möglich, Personalkosten, welche sich auf Basis einer Projektion aktueller Bedingungen bis 2020 um 47% erhöhen dürften [16], in Sachkosten umschichten zu können.

Vorteile im Zusammenschluss mit kleineren Versorgungseinheiten in der Peripherie liegen in einer Vergrößerung des räumlichen Einflusses bei gleichzeitiger Beseitigung eines Konkurrenten und damit einer Ausweitung

---

[16] Vgl. Neubauer, G. / Beivers, A., 2010. S. 16

potentieller Patientenzahlen. Zudem besteht die Möglichkeit, dass in der peripheren Versorgungseinrichtung Spezialdisziplinen oder spezielles Wissen vorhanden sind, welche im Krankenhaus der Maximalversorgung nicht oder in unzureichendem Umfang vorhanden sind, d.h. eine Leistungserweiterung erreicht werden kann. Durch eine Erhöhung der Patientenzahlen können Strukturen und Geräte meist besser ausgelastet und durch die entsprechende Reduzierung der Grenzkosten Leistungen so kostengünstiger angeboten werden. Durch die aufgeführten Faktoren lassen sich also Skalen- und Verbundeffekte nutzen und so die Rentabilität des Unternehmens erhöhen.

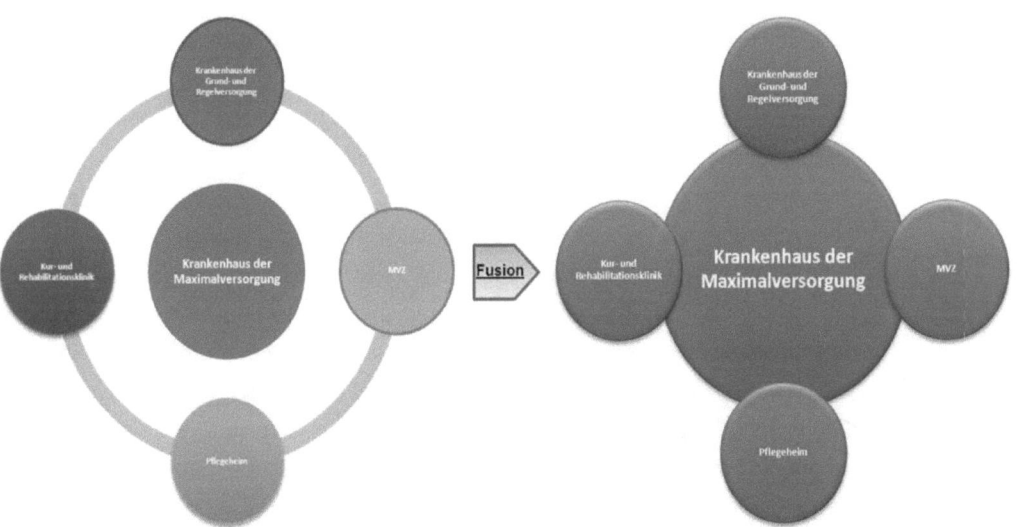

Abbildung 1: Erweiterung des räumlichen Einflusses und Leistungsspektrums eines Krankenhauses der Maximalversorgung durch Zusammenschluss mit kleineren Leistungserbringern.

Durch den Zusammenschluss mit krankenhausassoziierten Versorgungseinheiten wie z. B. Altenheimen und Rehabilitationseinrichtungen könne ähnliche Vorteile entstehen. Auch hierdurch werden regionaler Einfluss auf Behandlungsstrukturen und potentielle Patientenzahlen erhöht und Konkurrenten um Versorgungsleistungen reduziert. Für den Patienten bietet sich der Vorteil einer integrierten Versorgung aus einer Hand mit in der Regel kürzeren Wegen, weniger Wartezeiten und reduziertem Informationsverlust zwischen einzelnen Abteilungen. Dem Krankenhaus bietet sich die Möglichkeit Verkettungseffekte zu nutzen, d. h., die Leistungen und Kosten von der Aufnahme bis zur endgültigen Entlassung zu steuern und zu optimieren. Der erhöhte Koordinationsaufwand mit externen Versorgern fällt damit weg und ermöglicht eine effizientere und effektivere Planung der jeweiligen Versorgungsabläufe.

Ein weiterer Vorteil kann sich unter Umständen auch steuerlich ergeben, z. B. wenn ein Zusammenschluss auf Basis einer steuerlichen Organschaft realisierbar ist und so ein Ausgleich von Gewinnen und Verlusten zwischen den einzelnen Leistungserbringern möglich ist.

Eine gewisse Größe eines jeden Unternehmens führt weiter zu Optionen, die in kleinen Betrieben nicht lohnenswert erscheinen oder schlicht nicht zu finanzieren sind. Man denke hier z. B. an die enorme Bedeutung der Mitarbeiterentwicklung. Wenn viele Mitarbeiter einer Disziplin in einem Unternehmen arbeiten ergeben sich Möglichkeiten diese über Strukturen und Maßnahmen zu qualifizieren, deren Aufrechthaltung nur in großen Betrieben sinnvoll realisiert werden kann. Qualifizierte und motivierte Mitarbeiter sind wiederum der Schlüssel zu einer qualitativ hochwertigen Gesundheitsversorgung, welche unter dem aktuell gegebenen Wettbewerbsdruck und der Konkurrenz um Patienten zunehmend an Bedeutung gewinnt.

3.2 Nachteile von Konzentrationsprozessen

Nachteile von Konzentrationsprozessen liegen mit Blick auf die Evolution auf der Hand. Zusammenschlüsse jeder Art können nur erfolgreich sein, wenn die Handlungen eines jeden Individuums systematisch aufeinander abgestimmt werden, d.h. koordinierende Größen etabliert werden und alle Individuen in der Lage sind, sich entsprechend zu integrieren. Dies erfordert insbesondere klare Strukturen der internen Kommunikation und der Regelung von Zuständigkeiten.

Ansonsten besteht die Gefahr, dass sich keiner zuständig fühlt und insuffiziente Prozessabläufe mit Mitarbeiterfrustration und Demotivation entstehen.

Mit zunehmender Größe werden zudem spezielle Fähigkeiten und Abteilungen bzw. Disziplinen nötig, wie weiter oben beispielhaft für die Mitarbeiterentwicklung aufgeführt, welche alleine betrachtet nicht zwingend wirtschaftlich sind. So kann es im Rahmen der Maximalversorgung auch vorkommen, dass permanent Spezialisten oder diagnostische und therapeutische Spezialleistungen vorgehalten werden müssen, welche aufgrund der Seltenheit einer Erkrankung gar nicht effizient genutzt werden können. Ab einer bestimmten Größe eines Krankenhauses muss also das Problem der Kapazitätsauslastung zunehmend Berücksichtigung finden. Dies zeigt wiederum, dass reine marktwirtschaftliche Strukturen im Gesundheitssystem nur limitiert angewendet werden können [17].

Mit zunehmender Größe eines Krankenhauses steigt ebenfalls der Bedarf an Verwaltungsleistungen und der Vorhaltung weiterer Spezialdisziplinen wie z. B. einer Rechts-, EDV- oder Medienabteilung, welche Kosten verursachen, aber nicht primär an der Versorgungsleistung und dem entsprechenden wirtschaftlichen Resultat eines Krankenhauses teilhaben. Dies trifft weiter auch auf Gebäudekosten (Instandhaltung, Heizung) sowie sämtliche assoziierte Disziplinen wie Hausmeister, Techniker oder Gärtner für die Grünanlagen zu. Mit einer räumlichen Ausweitung eines Krankenhauses steigen zwingend auch die Distanzen, was wiederum mehr Zeitverlust für Prozesse und Tätigkeiten eines Individuums bzw. Behandlung eines Patienten an verschiedenen Standorten bedeutet. Dies erschwert die Nutzung von Bündelungs- und Verkettungseffekten und kann u. U. auch zu Patientenunzufriedenheit und damit innerhalb eines Käufermarktes zu einem Wettbewerbsnachteil führen.

3.3 Randbedingungen für Wachstum im Gesundheitssystem auf der Basis endogener Wachstumstheorien

Konzentrationsprozesse im Gesundheitswesen gehen nicht nur im stationären Sektor zwangsläufig mit dem Wachstum meist größerer auf Kosten kleinerer

---

[17] Vgl. Warth, A., 2009

Leistungserbringer einher. Zur prognostischen Einschätzung, welche Bedingungen für ein solches Wachstum, bzw. eigentlich ein dauerhaftes Wachstum des Pro-Kopf-Einkommens, erfüllt sein müssen und wo die Grenzen des Wachstums zu erwarten sind, bieten sich näherungsweise wirtschaftswissenschaftliche Wachstumstheorien an. Die Modellklassen der endogenen Wachstumstheorien sehen die Hauptbedeutung in der Produktion von neuen Technologien und Humankapital und umgehen so das Problem der sinkenden Grenzproduktivität von Produktionsfaktoren von neoklassischen Wachstumsmodellen [18]. „Nur wenn die Rentabilität von Investitionen mit zunehmendem Pro-Kopf-Kapitalbestand nicht gegen null konvergiert, ist das empirisch beobachtete langfristige Wachstum des Pro-Kopf-Einkommens ohne Rückgriff auf exogene Wachstumsdeterminanten gewährleistet" [19]. So kann sich Wachstum theoretisch ohne die Notwendigkeit äußerer, stimulierender Einflüsse fortsetzen. Der technologische Fortschritt soll Vorteile im Wettbewerb ermöglichen und so die Produktivität erhöhen. Das erworbene Wissen wird wiederum von anderen Mitbewerbern teilweise übernommen, was insgesamt die Innovationskraft fördert und den Wachstumsprozess steigert. Dies verdeutlicht die Wichtigkeit von Konkurrenz, was in Bezug auf immer größer werdende Klinikkonzerne ebenfalls zu berücksichtigen ist. Wichtige Parameter in diesem Prozess sind zunächst, wie teuer die Innovationen sind, wie rasch Wettbewerbsvorteile von Konkurrenten übernommen werden und inwiefern sich Innovatoren gegen Nachahmer schützen können.

Um dauerhaftes Wachstum eines Krankenhauses bzw. des Krankenhaussektors zu gewährleisten müsste somit unter Verwendung neuer Technologien und von Humankapital stetig ein Mehr an Gesundheit „produziert" werden. Dies erfordert zunächst auch ein Mehr an Krankheit bzw. an Patienten, was in Bezug auf den zu erwartenden demografischen Wandel [20] zunächst realistisch erscheint. Konsequenterweise muss jedoch davon ausgegangen werde, dass es ab einem bestimmten Punkt keine Patienten mehr gibt, welche im Einzugsgebiet des betreffenden Krankenhauses leben. Insofern ist ein stetig andauerndes Wachstum hier limitiert und es muss bezüglich neuer Patienten an einem bestimmten Punkt unweigerlich zu einem Wachstumsstop kommen.

---

[18] Vgl. Frenkel, M. / Hemmer, H.-R., 1999. S. 173ff.
[19] Frenkel, M. / Hemmer, H.-R., 1999. S. 176
[20] Vgl. Warth, A., 2009

Weiter müsste dieses Mehr an Gesundheitsleitungen über horizontale und vertikale Innovationen erfolgen, welche im System selbst entstehen und auch bei limitierten Patientenzahlen noch ein Wachstum ermöglichen. Dies wäre z. B. gegeben, wenn die innovativen Behandlungsmethoden mit steigender Rentabilität einhergehen, sodass auch bei konstanten oder gar abnehmenden Patientenzahlen theoretisch noch Wachstum im Sinne von Gewinnen und damit die Basis von neuen Investitionen möglich wäre. Dieser Ansatz ist u. U. in Form von Universitäten und ihrem Forschungsauftrag prinzipiell realisiert, was auch zu stetigen Innovationen im Gesundheitswesen führt. Angesichts der Finanzierung von Forschung durch die öffentliche Hand und nicht zuletzt im Hinblick auf den aktuellen Investitionsstau im deutschen Krankenhaussektor darf sicherlich bezweifelt werden, ob die finanziellen Mittel ausreichen, das erforderliche Innovationspotential in einem geschlossenen Gesundheitssystem dauerhaft zu gewährleisten. Daneben muss auch noch die pharmazeutische und medizintechnische Industrie berücksichtigt werden, welche ebenfalls stetig Innovationen in Form von neuen Diagnose- und Therapieverfahren bzw. Medikamenten einbringt und finanziell besser aufgestellt ist, als ein Krankenhaus in öffentlich-rechtlicher Trägerschaft. Aber auch diese Innovationen müssen gegenfinanziert werden und zu Gewinnen von Industrie und den Krankenhäusern führen, um dauerhaft neue Innovationen generieren zu können. Mit Blick auf die aktuelle Finanzierungsproblematik des deutschen Gesundheitssystems und den Rufen nach Priorisierung erscheint es zumindest als fraglich, ob die finanziellen Grundlagen für dauerhafte Innovationen aus dem System heraus gegeben sind. Die Industrie ist letztlich auch kein endogener Faktor des Krankenhaussektors sondern ein externer Stimulus für Innovationen.

Ein weiteres Problem zeichnet sich bei der 2. wichtigen Säule neben den neuen Technologien, dem Humankapital, ab. Die Entwicklung und Anwendung neuer Technologien im Krankenhaus erfordert qualifiziertes Personal sowohl in der Forschung als auch in der Patientenversorgung. Insbesondere bei der Patientenversorgung ist als Konsequenz des demografischen Wandels mittelfristig mit einer Zunahme zu rechnen. Parallel zeichnet sich jedoch ein Mangel an Ärzten und Pflegekräften im Gesundheitssystem ab. Somit ist auch beim zweiten wichtigen Punkt für ein anhaltendes Wachstum fraglich, ob die endogenen Voraussetzungen dafür gegeben sind.

Prinzipiell gibt es auch Wachstumsmodelle, so z. B. das *Uzawa-Lucas*-Modell [21], welche dauerhaftes Wachstum unter der Annahme konstanter Technologieparameter, d.h. ohne stetige Innovationen, alleine durch eine endogene Zeitallokationsentscheidung zwischen Produktion, also Erstellung von Gesundheitsleistungen, und Bildung erklären. „Endogenes Wachstum resultiert aus der zentralen Annahme, dass das in der Produktion neu eingesetzte Humankapital keine abnehmenden Grenzerträge aufweist" [22]. Es ist jedoch schwierig vorstellbar, dass es im Gesundheitswesen keinen technologischen Fortschritt mehr gibt, weshalb diese Modellklasse für das Gesundheitswesen als nicht sonderlich geeignet erscheint um die Voraussetzungen und Limitierungen von Wachstum einzugrenzen.

Zusammenfassend lässt sich festhalten, dass endogenes Wachstum nur durch eine kontinuierliche Erhöhung sowohl der Sachkapital- als auch der Humankapitalausstattung pro Kopf, d.h. im gegebenen Kontext pro Leistungserbringer oder Krankenhaus, entstehen kann. Da im deutschen Gesundheitssystem sowohl das Sachkapital als auch das Humankapital limitiert erscheinen, wird eine kontinuierliche Erhöhung dieser Faktoren wohl nicht möglich sein. Insofern ist davon auszugehen, dass es bezüglich des Wachstums infolge von Konzentrationsprozessen nach erfolgter Marktbereinigung zu einem Wachstumsstop bzw. einem dynamischen Gleichgewicht zwischen mehreren größeren Leistungserbringern kommt.

4.   Quo vadis? - Eine prognostische Einschätzung der zukünftigen Entwicklung von Konzentrationsprozessen im Gesundheitswesen

Um die weitere Entwicklung von Konzentrationsprozessen im deutschen Krankenhaussektor abschätzen zu können, lohnt ein Blick zurück auf die bisherigen Auswirkungen der Ökonomisierung des Gesundheitswesens. Aufgrund der zahlreichen, komplex zusammenhängenden Faktoren kann eine

---

[21] Vgl. Frenkel, M. / Hemmer, H.-R., 1999. S. 212ff.
[22] Frenkel, M. / Hemmer, H.-R., 1999. S. 219

Prognose jedoch naturgemäß nur skizziert werden und keinen Anspruch auf Vollständigkeit erfüllen.

Von 1991 bis 2007 hat sich die Zahl der Krankenhäuser, die Zahl der Krankenhausbetten, die Verweildauer und die Kapazitätsauslastung um 13,4%, 23,8%, 40,7% und 8,2% reduziert. Im selben Zeitraum ist allerdings eine Steigerung der stationären Fallzahlen um 17.9% zu verzeichnen [23]. Diese Kennzahlen alleine verdeutlichen, dass es bei der Leistungserbringung in den letzten Jahren zu einer Verdichtung und Effizienzsteigerung kam. Die sinkende Kapazitätsauslastung deutet jedoch darauf hin, dass die Fallzahlsteigerungen alleine die erfolgten Rationalisierungsprozesse bislang nicht voll kompensieren können. Die Fallzahlsteigerungen verdeutlichen jedoch, wie bei gestiegenem Wettbewerbsdruck die Nutzung von Skaleneffekten für die Krankenhäuser an Bedeutung gewinnt, um sich im Wettbewerb behaupten zu können.

Bei den Trägern der Krankenhäuser zeigt sich ein deutlicher Trend hin zu den gewinnorientierten, privaten Kliniken (Anstieg um >40%), während die Zahl der öffentlichen (Reduktion um 31,3%) und der freigemeinnützigen Krankenhäuser (Reduktion um 18,8%) stetig abnimmt [24]. Auf Basis einer umfassenden Projektion der Jahresüberschüsse unter Berücksichtigung der gegebenen Bedingungen im Gesundheitssystem deutet sich an, dass kleine Krankenhäuser signifikant schlechter abschneiden werden als große oder mittelgroße Krankenhäuser, was zu weiteren Konzentrationsprozessen führen dürfte. Es wird davon ausgegangen, dass sich bis 2020 eine Marktbereinigung, insbesondere durch ein Verschwinden wirtschaftlich schwacher Krankenhäuser, um weitere 15% ereignen kann [25]. Hierbei muss jedoch auch berücksichtigt werden, dass Deutschland im Vergleich zu anderen OECD-Ländern eindeutig Rationalisierungspotentiale in Bezug auf die Anzahl stationärer Fälle und das Verhältnis von qualifizierten Pflegekräften zu Ärzten bescheinigt wird [26]. Die bisherigen Entwicklungen deuten somit darauf hin, dass sich zunächst weiterhin Konzentrationsprozesse im Krankenhaussektor abspielen werden, wobei private Klinikbetreiber aufgrund der höheren Rentabilität wohl im Vorteil sein werden.

---

[23] Vgl. Neubauer, G. / Beivers, A., 2010. S. 5
[24] Vgl. Auguezky, B. / Beivers, A. / Schwierz, C., 2009
[25] Vgl. Neubauer, G. / Beivers, A., 2010. S. 22
[26] Vgl. Geissler, A. / Wörz, M. / Busse, R., 2010

Neben der Trägerschaft stellt sich die Frage nach weiteren Faktoren, welche eine prognostische Einschätzung der zukünftigen Entwicklung von Konzentrationsprozessen erlauben. Ein hoher Basisfallwert, eine hohe Leistungskonzentration und ein hoher Anteil pauschaler Fördermittel im entsprechenden Bundesland sind z. B. in multivariaten Analysen die Kennzeichen zukünftig wirtschaftlich erfolgreicher Krankenhäuser [27]. Ein hoher Basisfallwert und eine hohe Leistungsdichte lassen sich jedoch, wie oben aufgezeigt, in Verbünden wesentlich besser, d.h. effektiver und effizienter, realisieren, als in einzelnen kleinen Unternehmen. Somit sprechen auch diese Faktoren für eine weitere Zunahme von Konzentrationsprozessen. Beide Faktoren sind jedoch nicht grenzenlos zu steigern, was ab einem bestimmten Punkt zu einer Limitierung des Wachstums einzelner Unternehmen führen wird. Weiter muss von einem Pareto-Optimum ausgegangen werden, bei welchem ein optimales Verhältnis zwischen den entstehenden Kosten zur Erhöhung von Basisfallwerten und Leistung und Nutzen im Sinne von Versorgungsqualität, Patienten- und Mitarbeiterzufriedenheit und Unternehmensrentabilität besteht.

Im Rahmen der Ökonomisierung des Gesundheitsmarktes aufgrund von gestiegenem Wettbewerbsdruck nimmt die Effizienz und Effektivität von Prozessen einen hohen Stellenwert ein [28]. Für den Krankenaussektor wurde entsprechend nachgewiesen, dass die Effizienz in den letzten Jahren gestiegen ist und die Ineffizienz noch deutlicher reduziert wurde. Auch hierbei zeigt sich, dass private Krankenhäuser effizienter sind als solche in öffentlicher oder freigemeinnütziger Trägerschaft. Interessant ist weiter, dass die Anzahl der Fachabteilungen in Zusammenhang mit der Effizienz steht. Während für kleine Häuser eine negative Assoziation festgestellt wurde, führt ab einer Anzahl von 10 Fachabteilungen jede weitere Fachabteilung zu einer Steigerung der Effizienz. Dies verdeutlicht den unmittelbaren Nutzen von Verbundeffekten und betont die Bedeutung von qualifizierten Mitarbeitern für den Wachstumsprozess. Prognostisch wäre somit zu erwarten, dass insbesondere Krankenhäuser in privater Trägerschaft mit einer hohen Anzahl an Fachabteilungen weiterhin wachsen und somit Konzentrationsprozesse auf Kosten kleinerer, unwirtschaftlicherer Häuser erfolgen. Darüber hinaus konnte aufgezeigt werden, dass Intensivbetten einen negativen und Belegbetten einen

---

[27] Vgl. Neubauer, G. / Beivers, A., 2010. S. 19ff.
[28] Vgl. Warth, A., 2011

positiven Einfluss auf die Effizienz haben [29]. Dies veranschaulicht erneut die Limitierungen einer reinen marktwirtschaftlichen Ausrichtung im Gesundheitswesen, z. B. für ein Krankenhaus der Maximalversorgung. Es müssen zwingend Abteilungen vorgehalten werden, die nicht rentabel zu betreiben, jedoch für eine umfassende und qualitativ hochwertige Gesundheitsversorgung notwendig sind. Ab einer bestimmten Größe werden Konzentrationsprozesse somit nicht nur durch den hohen Kommunikations- und Koordinationsaufwand, sondern ggf. auch durch eine unzureichende Kapazitätsausnutzung bzw. die Vorhaltung teurer Gerätschaften und Fachdisziplinen u. U. zumindest partiell unrentabel. Für weitere Konzentrationsprozesse kann es daher insbesondere für private Klinikbetreiber gegebenenfalls Sinn machen, keine Maximierung von Bündelungseffekten sondern eher von Verkettungseffekten, d.h. der Spezialisierung auf wenige, rentable Disziplinen anzustreben. Der Gesetzgeber wird hier gefordert sein, eine Kommerzialisierung von Gesundheitsleistungen bzw. das Herauspicken von Rosinen entsprechend zu regulieren. Es gibt jedoch durchaus auch Stimmen, die den privaten Klinikbetreibern nicht nur mehr Ertrag, sondern auch mehr Qualität in der Leistungserbringung bescheinigen [30].

Eine weitere wichtige Frage bei der zukünftigen Entwicklung von Konzentrationsprozessen ist die räumliche Ausbreitung von Klinikkonzernen. Ein hoher geographischer Einfluss hält Konkurrenten klein, erfordert jedoch auch eine entsprechende Logistik und Koordination von verbund- und klinikinternen Prozessen, welche zunächst Kosten generieren. „Die nachfrageseitige Marktabgrenzung über das Einzugsgebiet hat einen stärkeren Einfluss auf die Effizienz eines Krankenhauses als die geographische Standortabgrenzung. Damit sind die Bedeutung von Ärzten und Patienten bei der Krankenhauswahl betont" [31]. Konzentrationsprozesse müssen also mit einer Erhöhung der Patienten- und Mitarbeiterorientierung einhergehen, da diese Einflussgrößen die Standortfaktoren dominieren. Es werden also insbesondere die Krankenhäuser profitieren, welche die dafür notwendigen Strukturen etabliert haben bzw. bereit sind, sich an die Erfordernisse des Wettbewerbs anzupassen.

---

[29] Vgl. Werblow, A. / Karmann, A. / Robra, B.-P., 2010
[30] Vgl. N. N., 2008
[31] Werblow, A. / Karmann, A. / Robra, B.-P., 2010. S. 42

Neben krankenhausinternen und systemimmanenten Faktoren sind auch externe Einflüsse zu berücksichtigen, welche sich auf eine notwendige und sinnvolle Krankenhausanzahl auswirken. Zu diesen gehören beispielsweise die Demografie, der Wandel des Krankenhausspektrums, veränderte Indikationsstellungen, der technische Fortschritt, Reorganisationen sowie gesetzliche Maßnahmen. Der gemeinsame Effekt dieser vielfältigen Einflussgrößen lässt sich nicht vorhersagen und auch eine optimale Krankenhausanzahl kann nicht exakt definiert werden [32]. Dies verdeutlicht abschließend, dass eine echte Prognose zur zukünftigen Entwicklung von Konzentrationsprozessen im deutschen Gesundheitssystem unter Berücksichtigung aller Faktoren nicht verlässlich möglich ist. Die im Rahmen der vorliegenden Arbeit angesprochenen Punkte (Abbildung 2) entsprechen somit im Wesentlichen einer Projektion auf Basis der bisherigen Entwicklungen. Zusammenfassend ist nach erfolgter Marktbereinigung durch weitere Konzentrationsprozesse zu erwarten, dass sich vorwiegend zwischen mehreren größeren, privaten Leistungserbringern ein dynamisches Gleichgewicht einstellt. Kleinere Leistungserbringer werden nur konkurrenzfähig sein, wenn sie sich auf Bereiche spezialisieren, welche für größere Anbieter nicht rentabel erscheinen.

---

[32] Vgl. Geraedts, M., 2010

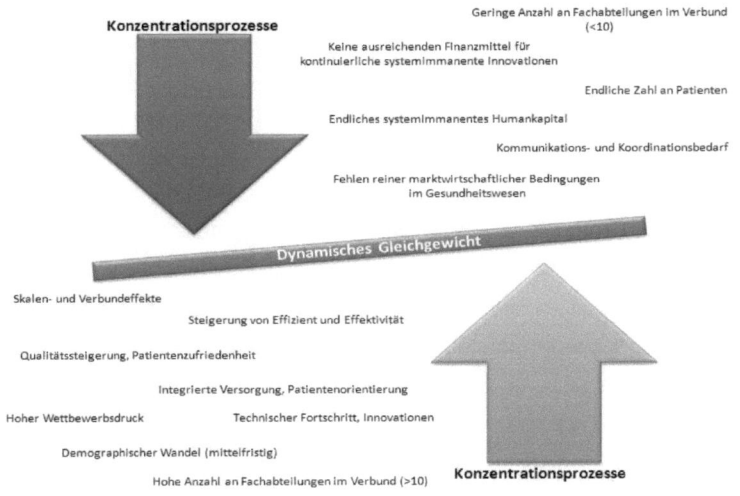

Abbildung 2: Ausgewählte Faktoren mit positivem (grün) und negativem (rot) Einfluss auf zukünftige Konzentrationsprozessen im Krankenhaussektor.

5. Zusammenfassung

In der vorliegenden Arbeit erfolgt eine Analyse von Konzentrationsprozessen im deutschen Gesundheitssystem und den entsprechenden Auswirkungen auf die Leistungserbringer, im Speziellen auf Krankenhäuser der Maximalversorgung. Die Vorteile von Konzentrationsprozessen liegen hierbei insbesondere in der Nutzung von Skalen- und Verbundeffekten, welchen in Zeiten des gestiegenen Wettbewerbsdruckes eine immer größere Bedeutung zukommt. Nachteilig wirken sich der steigende Kommunikations-, Koordinations- und Integrationsbedarf aus. Auch die für eine umfassende und qualitativ hochwertige Gesundheitsversorgung zwingen notwendige Vorhaltung unrentabler Abteilungen in großen Häusern steht im Zielkonflikt mit rein ökonomischen Interessen.

Auf Basis wirtschaftswissenschaftlicher Wachstumstheorien und den bisher nachweisbaren Auswirkungen der Ökonomisierung des Gesundheitswesens erfolgt abschließend eine prognostische Einschätzung bzw. Projektion, wie sich Konzentrationsprozesse zukünftig entwickeln werden. Es muss hierbei zunächst davon ausgegangen werden, dass sich Konzentrationsprozesse bis zu einer erfolgten Marktbereinigung fortsetzen werden, da der Wettbewerb weiter zunehmen wird. Wirtschaftlichkeit und Qualität werden zunehmend in den Fokus rücken. Profitieren werden hierbei wohl am ehesten gewinnorientierte Kliniken in privater Trägerschaft von mittlerer Größe, welche sich auf rentable Zweige im Gesundheitssystem spezialisieren und insbesondere unter Ausnutzung von Verkettungseffekten effektiv und effizient, d.h. letztlich rentabel wirtschaften und so die Basis für selbst getragene Investitionen und weitere Fusionierungen legen. Das Thema integrierte Versorgung und die Etablierung neuer Organisationsformen bzw. vernetzter Anbieterstrukturen wird ebenfalls an Bedeutung gewinnen. Zu den Verlierern werden insbesondere kleinere Krankenhäuser in öffentlicher oder freigemeinnütziger Trägerschaft gehören, welche die Etablierung wirtschaftlicher Strukturen und die Vernetzung mit anderen Leistungserbringern verpasst haben oder nur wenige Fachabteilungen betreiben und somit über unzureichend Potential verfügen, Skalen- und Verbundeffekte zu nutzen bzw. eine integrierte Versorgung anbieten zu können. Mittelfristig sind diese Unternehmen nicht zuletzt deshalb unterlegen, weil ihnen basale Anforderungen für ein anhaltendes Wachstum, d.h. finanzielle Mittel für technischen Fortschritt, Innovation und das immer wichtiger werdende Humankapital in Form von qualifizierten Mitarbeitern fehlen werden.

Mittelfristig ist jedoch davon auszugehen, dass Konzentrationsprozesse und damit das Wachstum einzelner großer Leistungserbringer auf Kosten kleinerer Leistungserbringer nicht dauerhaft anhalten werden. Da nicht nur finanzielle Mittel innerhalb des Systems sondern insbesondere Patientenzahlen limitiert sind, wird sich im stationären Sektor abschließend wohl ein dynamisches Gleichgewicht zwischen wenigen großen Klinikkonzernen und ggf. hochspezialisierten, kleineren Leistungserbringern einstellen.

6. Literaturverzeichnis

Auguezky, B. / Beivers, A. / Schwierz, C.: Factbook zur Bedeutung der privaten Krankenhausunternehmen. Rheinisch Westfälisches Institut für Wirtschaftsforschung. RWI: Materialien 52. Essen, 2009.

Frenkel, M. / Hemmer, H.-R.: Grundlagen der Wachstumstheorie. Verlag Franz Vahlen. München, 1999.

Geissler, A. / Wörz, M. / Busse, R.: Deutsche Krankenhauskapazitäten im internationalen Vergleich. In: Klauber, J. / Geraedts, M. / Friedrich, J.: Krankenhaus-Report 2010. Seite 25-40. Schattauer GmbH. Stuttgart, 2010.

Geraedts, M.: Einflussfaktoren auf eine notwendige und sinnvolle Krankenhausanzahl. In: Klauber, J. / Geraedts, M. / Friedrich, J.: Krankenhaus-Report 2010. Seite 97-105. Schattauer GmbH. Stuttgart, 2010.

Henke, K.-D. / Troppens, S. / Braeseke, G. / Dreher, B. / Merda, M.: Innovationsimpulse der Gesundheitswirtschaft - Auswirkungen auf Krankheitskosten, Wettbewerbsfähigkeit und Beschäftigung. Bundesministerium für Wirtschaft und Technologie. Berlin, 2011. www.bmwi.de

Klauber, J. / Geraedts, M. / Friedrich, J.: Krankenhaus-Report 2010. Schattauer GmbH. Stuttgart, 2010.

Lauterbach, K. W. / Stock, S. / Brunner, H.: Gesundheitsökonomie. 1. Auflage. Verlag Hans Huber. Bern, 2006.

Neubauer, G. / Beivers, A.: Zur Situation der stationären Versorgung: Optimierung unter schwierigen Rahmenbedingungen. In: Klauber, J. / Geraedts, M. / Friedrich, J.: Krankenhaus-Report 2010. Seite 3-11. Schattauer GmbH. Stuttgart, 2010.

N. N. : Finanznot bringt Krankenhäuser zusammen. Ärzte Zeitung, 143:11. 2007.

N. N.: Krankenhausstatistik: Höhere Leistungsdichte. Deutsches Ärzteblatt, 44/98:A-2843. 2001.

N. N.: Krankenkassenfusionen: Größer, stärker, mächtiger. Deutsches Ärzteblatt, 9/107:A-367. 2010.

N. N.: Mehr Ertrag – mehr Qualität. Ärzte Zeitung. 118: 5. 2008.

Warth, A.: Demografischer Wandel und die Gesundheit für Generationen. Eine Auseinandersetzung zu den bevorstehenden Zukunftsaufgaben im Gesundheitswesen unter Berücksichtigung der zahlreichen Besonderheiten, die das Gesundheitswesen prägen und die Funktionsfähigkeit von Markt- und Wettbewerbsprozessen derzeit beeinträchtigen. Grin. München, 2009.

Warth, A.: Grundzüge moderner Versorgungsformen im Gesundheitswesen unter den Bedingungen des GKV-Modernisierungsgesetzes (2004) und des GKV-Wettbewerbsstärkungsgesetzes (2007). Eine Darstellung vor dem Hintergrund der Intentionen des Gesetzgebers hinsichtlich der Überwindung der sektoralen Grenzen in der Gesundheitsversorgung. Grin. München, 2010.

Warth, A.: Effektivitäts- und Effizienzpotentiale medizinischer Versorgungszentren (MVZ): Eine systematische Analyse von Möglichkeiten und Grenzen in der Gesundheitsversorgung. Grin. München, 2011.

Werblow, A. / Karmann, A. / Robra, B.-P.: Effizienz, Wettbewerb und regionale Unterschiede in der stationären Versorgung. In: Klauber, J. / Geraedts, M. / Friedrich, J.: Krankenhaus-Report 2010. Seite 41-69. Schattauer GmbH. Stuttgart, 2010.

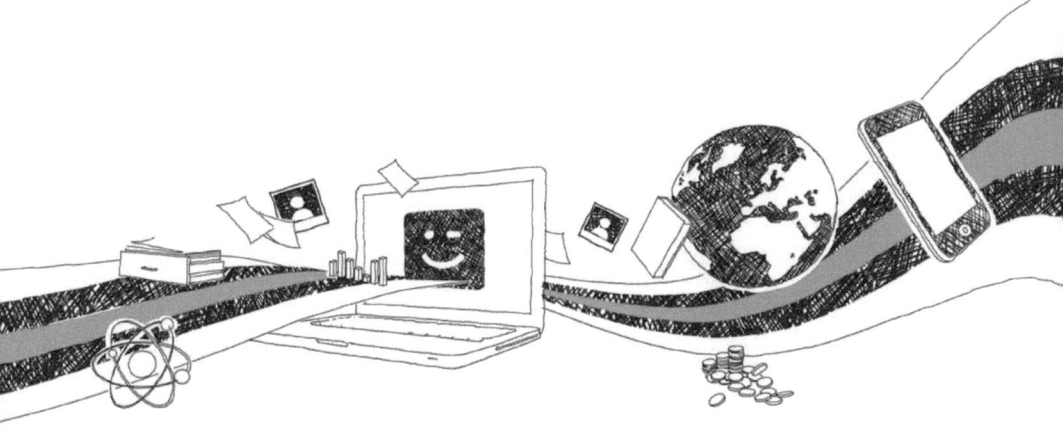
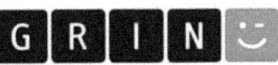